ADÉNOMES

DU

VOILE DU PALAIS

ET DE LA

VOUTE PALATINE

PAR

J. PYTHON,

Docteur en médecine de la Faculté de Paris.

PARIS

A PARENT, IMPRIMEUR DE LA FACULTE DE MEDECINE

31, RUE MONSIEUR LE-PRINCE, 31.

1875

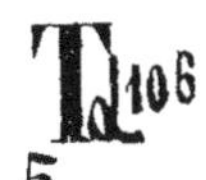

ADÉNOMES

DU VOILE DU PALAIS

ET DE LA VOUTE PALATINE

ADÉNOMES

DU

VOILE DU PALAIS

ET DE LA

VOÛTE PALATINE

PAR

J. PYTHON,

Docteur en médecine de la Faculté de Paris.

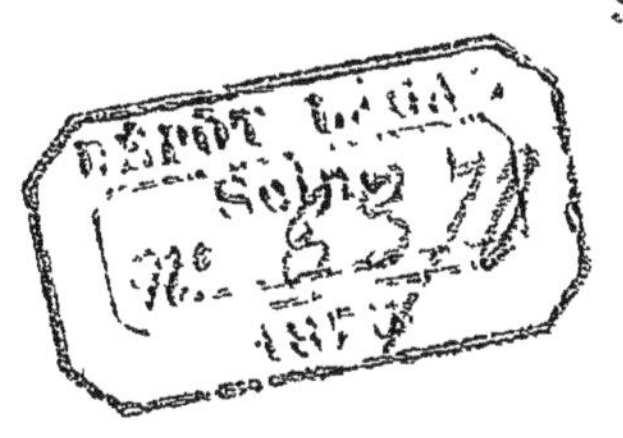

PARIS

A. PARENT, IMPRIMEUR DE LA FACULTÉ DE MÉDECINE

31, RUE MONSIEUR-LE-PRINCE, 31.

—

1875

ADÉNOMES DU VOILE DU PALAIS

ET DE LA VOUTE PALATINE

INTRODUCTION.

Les adénômes de la voûte et du voile palatins n'ont une date acquise dans la science que depuis 28 ans. C'est en 1847 que Nélaton découvrit par hasard leur véritable nature et en traça d'une main hardie et sûre, et pour la première fois, le tableau clinique.

En 1870, j'eus la bonne fortune d'assister le professeur Letenneur, de Nantes, dans l'ablation d'une tumeur de la voûte palatine. C'était un adénome palatin, et c'était le premier qu'il m'était donné d'observer. Letenneur mit à ma connaissance une observation d'un adénome staphylin qu'il avait opéré dix ans plus tôt, en 1860.

C'était un commencement de butin. Il ne s'est guère grossi depuis de faits personnels. Ces tumeurs sont relativement rares, surtout dans cette région de la cavité buccale où la science ne compte encore que 12 observations publiées. J'ai cherché alors à faire l'étude de ces tumeurs ; mais je fus surpris de l'indécision et plus souvent encore de la méprise des praticiens sur leur diagnostic, et du silence général qui se faisait autour d'elles dans nos auteurs classiques. Depuis, Broca en donne une esquisse rapide daus son traité des tumeurs. Simon Duplay leur consacre une page dans son dernier fascicule de 1875. Virchow se tait eu Allemague; il ne semble même pas en soupçonner l'existence dans sa Pathologie des tumeurs. En 1857, l'étudiant Jules Rouyer présente à la Société de chirurgie un excellent mémoire sur les tumeurs de la région palatine. Ce mémoire ne fut pas imprimé; il n'existe pas dans les archives de la Société de chirurgie, et il en reste à peine quelques traces dans le Moniteur des hôpitaux.

Aucune thèse, aucune monographie n'a encore été publiée sur les adénômes. Cependant, Nélaton, en 1851, opérait pour la seconde fois un adénôme staphylin à l'hôpital des Cliniques. Michon, en 1852, lisait à la Société de chirurgie, une observation d'une hypertrophie glandulaire au voile du palais, et réclamait la priorité de la publication. La même année, Nélaton opérait son troisième adénôme staphylin, et, dans une mémorable leçon à l'hôpital des Cliniques, il traçait, en même temps qu'il la créait, l'histoire presque complète de ces tumeurs. Depuis, Velpeau, en 1853, Laugier, en 1856, en ont rapporté deux observations. Enfin, Letenneur, en 1871, et Despretz, en 1874, terminent la série des faits publiés jusqu'à ce jour sur les adénômes de la région palatine.

Recueillir tous ces cas épars çà et là; les condenser en un faisceau compacte et uniforme; faire se dérouler comme dans une chronologie, toutes ces observations, suivant leur date scientifique, et tracer ainsi l'histoire de ces adénômes dans une monographie complète et bien ordonnée, telle est d'abord la modeste ambition de cette étude. De ces faits réunis et comparés se déduiront sans effort les caractères symptomatiques, la marche et la terminaison de ces productions morbides, et ainsi se dessinera de lui-même et sous son vrai jour, leur tableau clinique complet. L'étude générale de l'anatomie pathologique de ces tumeurs nous révèlera leur nature histologique normale et nous rassurera sans réserve sur leur pronostic. Ainsi sera établie la bénignité des adénômes palatins. Quelques considérations anatomiques sur la région palatine et sur le siége unique de ses adénômes nous traceront, pour l'ablation de ces tumeurs, un manuel opératoire dont la simplicité et l'innocuité absolues contrasteront avec les difficultés chirurgicales de cette partie de la cavité buccale. Enfin quelques pages sur le diagnostic différentiel des adénômes avec les autres tumeurs de la région palatine, et en particulier avec le cancer, termineront ces consciencieux essais.

Peut-être avons-nous à nous justifier de ne pas avoir compris dans cette monographie les adénômes des autres régions de la cavité buccale. Des adénômes se développent ailleurs que sur la voûte et le voile palatins; mais nous n'en connaissons que deux cas publiés dans la science. Ils n'offrent aucun intérêt particulier et leur étude se trouve naturellement faite par celle des adénômes palatins. Ceux-ci, au contraire, sont fréquents et nombreux. Ce sont des tumeurs types dans l'espèce. La voûte et le voile palatins sont leur siége de prédilection. Bien plus, l'adénôme palatin ne se rencontre pas sans l'adénôme staphylin. L'un est toujours le prolongement de l'autre. Nous ne possédons qu'un fait, et il est personnel, d'adénôme tenant pour siége exclusif la voûte palatine C'est donc dans les hypertrophies glandulaires du voile du palais qu'il faut chercher la véritable histoire des adénômes de la cavité buccale.

Ces tumeurs n'ont une date acquise dans la science que depuis 28 ans. C'est Nélaton qui, en 1847, en connut la véritable nature.

Il n'en est fait mention dans les ouvrages cliniques que depuis quelques années (Broca, Traité des tumeurs, et Duplay, dans son dernier fascicule de pathologie externe).

A peine trouve-t-on dans les auteurs anciens quelques données vagues, indécises, que l'on peut rapprocher cependant de l'affection dont nous faisons l'histoire. Mais, dans ces indications anciennes, l'étude microcospique fait partout défaut. Et, cependant, il nous est permis, par les carac-.eres cliniques, la simplicité du mode opératoire et l'absence absolue de récidive, de rapporter ces quelques vagues ι.idications de Boyer, de Blandin, de Vidal de Cassis, à des adénômes palatins.

Boyer est le seul auteur qui fasse mention, dans une affirmation assez claire, de tumeurs bénignes, à la région palatine, et il tient à raconter une observation personnelle. (Boyer, Tr. des maladies chirurg.. t. VI, 1818, p. 448.)

On peut assurément soupçonner, dans le récit de Boyer, une tumeur glandulaire. Mais assurément le chirurgien en ignorait absolument la nature. C'est une tumeur bénigne, ayant pour siége la voûte palatine. Voilà surtout ce qu'observe Boyer.

Velpeau se tait sur la présence possible de tumeurs bénignes dans la région palatine. Il dit que la voûte du palais peut être le siége de tumeurs fibreuses ou cancé-reuses; il en a vu deux cas, mais il ne donne aucun détail sur ces deux faits. (Traité de médecine opératoire, t. III, p. 557).

Blandin a observé sur une femme une tumeur siégeant à la voûte palatine et se prolongeant sur le voile du palais jusqu'à son bord inférieur. Blandin hésite sur la nature de cette tumeur, et il en fait même une tumeur fibreuse. Mais, franchement, les caractères cliniques de cette production morbide, sa marche lente et indolente, son énucléation facile et la guérison rapide de l'opérée se rapportent à une hypertrophie glandulaire. Et malgré l'affirmation, vague du reste, qu'au microscope cette tumeur présenta des globules cancéreux très marqués, nous persistons à voir dans cette production un adénôme palatin. C'était, du reste, en 1844; l'anatomie pathologique etait à peine ébauchée, et l'on ne connaissait guère, en fait de productions morbides, que des tumeurs cancéreuses (Gazette des Hôpitaux, 1844, p. 250).

En 1845, nous voyons Vidal de Cassis et toute la Société de chirurgie rester dans le doute sur la nature d'une tumeur de la voûte palatine se prolongeant sur le voile du palais. La description se rapporte à une hypertrophie glandulaire. Le malade fut présenté à la Société de chirurgie, le 10 janvier 1844. Tous ses membres furent unanimes dans le doute sur la nature de cette tumeur, mais tous aussi furent unanimes sur la nécessité de l'ablation. La tumeur enlevée fut présentée à la Société de chirurgie, et l'on resta dans l'incertitude avant comme après l'opération.

Quoi d'étonnant! La micrographie était encore dans son berceau. L'étude des tumeurs était à peine commencée. Enfin Lebert n'avait pas fait la lumière sur les adénômes mammaires; la science des hypertrophies glandulaires n'était donc pas créée, et l'on ne connaissait encore, dans la région palatine, que des productions cancéreuses.

Nous trouvons dans la Gazette des Hôpitaux de 1846, p. 145, une simple note sur une tumeur du voile du palais où Marchal de Calvi dit « que la tumeur était formée par un follicule agminé très-hypertrophié. »

Marchal de Calvi eut donc la pensée qu'une hypertrophie glandulaire était possible au voile du palais. Mais ce n'est là qu'un pressentiment sans preuves, une hypothèse créée par son doute ; ou il a mal observé en disant que le siége de la tumeur était sur la partie médiane du voile du palais, ou si cette tumeur était située sur la ligne médiane, elle n'était pas un adénôme. Du reste, les caractères cliniques manquent et l'examen microscopique n'a pas été fait. Et, cependant, dans cette simple note, on peut aujour d'hui reconnaître un adénôme palatin.

Enfin nous arrivons en 1847, et j'ai dit déjà que le hasard fit découvrir à Nélaton, dans une heureuse erreur de diagnostic, la nature adenoïde d'une tumeur du voile du palais ; ou plutôt, soyons juste et rendons à la science clinique la part de conquête qui lui revient. Le tact exquis et si expérimenté du clinicien révéla à Nélaton pendant une opération, l'origine glandulaire de cette production morbide encore ignorée jusqu'à lui. Nélaton n'a jamais publié cette mémorable observation, mais il s'en souvenait avec complaisance, il en parlait volontiers, et souvent dans ses cliniques il en évoquait le souvenir et racontait quelques détails de cette intéressante histoire. C'est de ces divers fragments, de ces paroles jetées çà et là dans ses leçons orales, que nous avons eu à cœur de reconstituer l'observation première de cette nouvelle tumeur de la région palatine. C'est bien la pierre d'assise de notre histoire et nous avons été assez heureux pour la sortir à la lumière et la mettre à sa vraie place dans cette simple monographie. Nous laissons la parole à Nélaton, nous contentant de relier entre eux les lambeaux épars de cette observation pour en faire une œuvre complète et bien ordonnée.

Observation Ire. (Nélaton, 1847.)

La malade qui portait cette tumeur était une religieuse âgée d'environ 26 ans, qui me fut amenée par Récamier de la petite ville d'Orbec. L'apparition de sa tumeur remontait à une époque fort reculée ; elle s'était développée peu à peu, très lentement, sans déterminer de douleurs, d'où provient probablement la négligence qu'avait mise la malade à se faire traiter. Lorsque je vis cette femme, la tumeur avait graduellement acquis un volume tel qu'elle remplissait l'arrière-bouche, déprimait la base de la langue, appuyait sur l'épiglotte au point de produire parfois des accès de suffocation fort inquiétants. D'un autre côté, le voile du palais était soulevé, porté en haut et en arrière, presque au contact de la paroi supérieure du pharynx. Il en résultait une gêne extrême de la déglutition et de la phonation. Cette malade était donc menacée de périr par inanition, sinon par asphyxie. Ce danger prochain, joint aux accès de suffocation et à la difficulté habituelle de la respiration, rendait fort grave l'état de la malade et me faisait un devoir de tenter toute opération possible pour lui procurer au moins un peu de soulagement. Du reste, l'état général était excellent ; la lésion toute locale ne présentait point l'aspect propre aux tumeurs malignes ; ainsi en aucun point il n'y avait de ramollissement, en aucun point menace d'ulcération ; mais au contraire les limites de la tumeur étaient très nettes, les téguments muqueux qui la recouvraient étaient distendus, amincis, mais nullement adhérents ; de plus les ganglions voisins ne présentaient aucune altération. (*Gaz. des Hôp.*, 1851.)

Nélaton, en présence de cette tumeur, n'était point aussi résolu sur sa nature qu'il se montre ici. Nous le voyons même dans un récit qu'il fait à la Société de chirurgie, très-hésitant, inquiet, aux prises avec un diagnostic fatal. Il croit être en face, comme tous les chirurgiens jusqu'alors, d'une production cancéreuse. Et le voilà qui fait les apprêts d'une grande opération, qui compte avec des délabrements considérables. Mais laissons-le encore nous raconter son heureuse mésaventure.

L'opération fut pratiquée en présence de Récamier et de M. Michon.

« Croyant cette tumeur adhérente, de mauvaise nature et difficile à enlever, je fendis le voile du palais sur sa ligne médiane, et je fis ensuite une incision transversale au niveau de l'adhérence du voile du palais aux os palatins. J'avais peur que ces incisions fussent insuffisantes, et j'étais décidé à fendre la joue pour me donner le jour nécessaire pour accomplir l'ablation partielle du voile du palais. Par bonheur, la tumeur n'était pas adhérente, et je fus surpris de voir que la tumeur que je venais de mettre à nu par une incision se détachait ave une grande facilité. Je la saisis avec une érigne et au moyen de quelques débridements à droite et à gauche, je pus l'extraire, mais non sans quelque difficulté. Il existait à la place de la tumeur une vaste perforation du voile du palais. On conçoit en effet qu'elle nous eût peu préoccupé pendant l'opération. Les jours suivants, nous pûmes voir qu'il restait quelques lambeaux assez irréguliers dont un, entre autres, assez mince, placé transversalement au dessous d'une large perforation et représentant en quelque sorte le bord inférieur du voile du palais. Quelques points de suture furent placés pour tenter la réunion de ces lambeaux, mais fort inutilement. Enfin je cessai tout moyen chirurgical. La malade fut donc abandonnée aux ressources de la nature. Peu à peu je vis remonter vers les autres lambeaux ce petit pont dont j'ai parlé. Enfin la perforation se réduisit graduellement au point d'admettre le bout d'une sonde n° 8. La tumeur, examinée avec soin au moment de l'opération, présentait une ressemblance parfaite avec une glande salivaire. (*Gaz. des Hôp.*, juin 1851.)

Nous trouvons ailleurs (*Moniteur des Hôpitaux* du 8 janvier 1857) : Cette femme retourna guérie à Orbec où elle se trouve encore actuellement. Elle a été revue à la fin de 1855, par le docteur Notta, de Lisieux, ancien interne de Nélaton ; elle jouissait alors d'une bonne santé et ne se sentait plus de son ancienne affection.

Obs. II. (Marjolin, 1851.)

Femme portant une tumeur du voile du palais. Traitement par l'iodure de potassium. Aucune modification ne survient dans le volume de cette production morbide. Enucléation. Guérison. (*Bull. de la Soc. de chirur.*, 18 mars 1851.)

Obs. III. (Nélaton, 1851.) — Tumeur glandulaire du voile du palais. —
Ablation. — Guérison.

Un homme âgé de 34 ans, d'une bonne constitution, d'une excellente santé, entre à l'hôpital des Cliniques, le 12 novembre 1851 pour une tumeur du voile du palais. Dès l'âge de 14 ans, pour la première fois, il reconnut la présence d'une tumeur qui se développait à la partie postérieure de sa bouche. Cette production avait alors le volume d'une noisette, siégeait à gauche de la ligne médiane vers la partie supérieure du voile du palais. Puis elle s'est développée graduellement, peu à peu ; et à mesure qu'elle formait sur la face antérieure du voile un relief plus considérable, elle s'est reportée en dehors vers le pilier antérieur de cet organe. L'accroissement de la tumeur devenant tout à coup rapide, le malade entre à l'hôpital.

Si l'on fait ouvrir largement la bouche au malade, l'on aperçoit sur la moitié gauche du voile du palais une tumeur qui fait à la face antérieure de cet organe une saillie allongée, à grosse extrémité tournée en bas, que l'on peut comparer à celle que déterminerait un œuf coupé suivant son plus grand diamètre. Elle adhère intimement au voile du palais, est mobile et fait corps avec lui. Si l'on touche avec le doigt la face antérieure de la production morbide, ou si, recourbant l'indicateur en crochet, on le fait passer derrière le voile du palais, en même temps que l'on juge de la consistance de la tumeur, on acquiert la conviction qu'elle est entièrement limitée à cet organe. On sent de plus qu'elle ne fait aucune saillie à la face postérieure du voile du palais. Quant à sa consistance, cette tumeur est solide et même d'une dureté assez considérable, rappelant celle des ganglions lymphatiques atteints d'inflammation chronique. La muqueuse qui la recouvre est lisse et paraît un peu distendue. On y remarque une veine un peu plus volumineuse, légèrement variqueuse, qui se dirige dans le sens longitudinal de la production morbide. Cette muqueuse, du reste, n'est nullement altérée ; elle est mobile et glisse facilement à la surface de la tumeur ; il est facile de la pincer et d'y déterminer des rides. La partie est indolore à la pression ; le malade n'y a jamais ressenti de douleurs spontanées, ni de battements. Les fonctions de l'organe sont sensiblement gênées ; ainsi la déglutition des solides est toujours facile, mais celle des liquides est telle qu'il y a retour par les fosses nasales, ou même passage dans le larynx d'un peu du liquide engagé. La phonation est sourde, voilée, et prend souvent un timbre nasonné. L'état général est excellent, pas de cachexie, pas d'induration ganglionnaire ni dans la région sous-maxillaire, ni dans la région parotidienne.

En présence de tels symptômes, Nélaton écarte l'idée de cancer, rejette la possibilité d'une tumeur fibro-plastique et éliminant enfin la gomme syphilitique, arrive, par voie d'exclusion, à l'adénôme du voile du palais.

L'ablation fut faite par Nélaton. Une incision verticale fut tracée suivant le grand diamètre de la tumeur ; et les deux lèvres de la plaie décollées à droite et à gauche avec une spatule, la tumeur fut mise à nu. Nélaton alors, abandonnant la spatule et le bistouri, introduit l'indicateur gauche dans la bouche du malade, la face palmaire regardant la voûte palatine, puis il le pousse recourbé en crochet derrière le voile du palais, afin de soutenir la tumeur ; enfin, avec l'indicateur de la main gauche, il énuclée complètement l'adénôme, et l'amène sans difficulté au dehors. Le malade a perdu pendant l'opération à peine deux ou trois gorgées de sang.

L'examen de la tumeur fut fait avec soin. Sa forme générale est celle d'un ovoïde à grosse extrémité tournée en bas. Sa circonférence mesure 10 centimètres sur 9. Ses diamètres sont de 4 centimètres et de 2 centimètres 1/2. Elle est enveloppée d'une atmosphère celluleuse. A la coupe elle présente, outre sa coloration jaune grisâtre, un aspect lobulé des plus prononcés.

L'examen microscopique a montré à un grossissement de 400 diamètres : 1º Des culs-de-sac glandulaires, remplis à l'intérieur de couches d'épithelium ; 2º Dans le liquide obtenu par compression de la tumeur, des cellules épithéliales, à forme nucléaire, souvent groupées par champ plus ou moins étendu ; 3º Quelques rares éléments fibro-plastiques et des faisceaux de tissu fibreux ; enfin quelques petits calculs de carbonate de chaux.

Douze jours après l'opération, il ne reste plus qu'une cicatrice linéaire, et le malade sort de l'hôpital complètement guéri. Le voile du palais a repris ses fonctions physiologiques. La déglutition, même celle des liquides, est aujourd'hui physiologique. La voix a complètement repris son timbre normal.

Quelle page et quelle page complète, sur cet adénôme vraiment observé et décrit pour la première fois ! quelle précision ! quelle universalité dans l'observation ! Et cependant nous l'analysons, nous la dégageons des commentaires cliniques dont l'accompagne l'illustre professeur. Nélaton n'a encore vu que deux faits d'adénômes du voile du palais ; dans le premier, il découvre la nature spécifique d'une tumeur encore inconnue ; dans le second il observe en praticien consommé, fait une étude clinique de cette nouvelle production morbide, et crée d'un seul coup et pour la première fois l'histoire presque complète d'une maladie non décrite avant lui.

Que l'on ne vienne donc pas revendiquer ailleurs la priorité à l'égard des adénômes de la région palatine. Elle est à Nélaton; et si dans le champ, aujourd'hui si agrandi des tumeurs adénoïdes, Astley Cooper, Symes en Angleterre, ont droit à une bonne part, dans ce petit coin isolé du voile palatin la conquête est toute française, elle appartient à Nélaton.

Obs. IV. (Michon, 1852.) — Hypertrophie glandulaire siégeant au voile du palais et à la voûte palatine. — Ablation. — Guérison.

Un homme de 36 ans, d'une bonne santé et d'une forte constitution, est entré, le 22 décembre, à l'hôpital de la Pitié pour être débarrassé d'une tumeur du volume d'un gros œuf qu'il portait dans la bouche. L'origine de cette tumeur remontait à dix ans environ. Elle avait alors le volume d'une noisette. Cette tumeur était complètement indolente; son accroissement a été lent et progressif. Un charlatan que le malade consulta, fendit la tumeur, il en sortit une petite quantité de sang et la plaie se referma, en laissant une petite cicatrice que l'on peut encore voir aujourd'hui.

Voici dans quel état le malade se présente à nous. Lorsqu'on lui fait ouvrir la bouche, on aperçoit que le fond de cette cavité est occupé par une tumeur proéminente en avant et qui s'appuie sur la partie postérieure de la langue qu'elle déprime un peu. La surface est rouge, lisse, humectée et présente tous les caractères de la muqueuse tendue et amincie. On remarque çà et là quelques pinceaux de capillaires, mais nulle part il n'y a menace d'ulcération.

La forme est à peu près sphérique, mais un peu lobulée. Sa consistance est ferme, résistante, élastique, sans apparence de fluctuation.

En faisant ouvrir plus largement la bouche au malade et en écartant la tumeur avec le doigt, on voit qu'en arrière elle s'appuie sur la moitié gauche du voile du palais à son point de jonction avec la voûte palatine et le pilier antérieur. Cette moitié du voile du palais a complètement disparu derrière la tumeur. La moitié droite, au contraire, ainsi que la luette sont parfaitement intactes.

Le doigt, introduit dans la bouche, peut circonscrire en partie la tumeur, surtout en dedans où elle est complètement libre, et en arrière où elle refoule le voile du palais vers le larynx. La tumeur semble peu mobile, et il est difficile de décider si elle adhère à l'apophyse ptérygoïde contre laquelle elle est fortement appliquée, ou si elle est libre sous la muqueuse.

Les ganglions circonvoisins sont intacts ; la parole et la déglutition sont gênées ; la respiration est pénible, surtout pendant le sommeil. L'état général du malade n'offre d'ailleurs aucune altération et aucun symptôme de cachexie.

Nous nous sommes demandé quelle pouvait être la cause de cette tumeur ?

Nous avons d'abord écarté l'idée de cancer. L'indolence de la tumeur, la lenteur de son développement, sa consistance uniforme, son défaut d'ulcération, l'absence de symptômes cachectiques et l'intégrité des ganglions voisins suffisaient pour faire renoncer à cette opinion.

Nous avons été plutôt porté à penser que la tumeur était de nature benigne, fibreuse ou fibro-plastique. Le malade désirait en être débarrassé. L'opération, d'ailleurs, nous paraissait indiquée par l'accroissement progressif de la tumeur et par la gêne croissante aussi qu'elle apportait à la respiration et la déglutition.

Malgré les quelques doutes qui nous restaient sur le degré d'adhérence de la tumeur avec les os sous-jacents, nous nous sommes déterminé à l'attaquer directement.

L'opération a été pratiquée le 5 janvier. Une incision circonscrivit la muqueuse autour du pédicule de la tumeur. Dès lors, il a été facile de l'énucléer sans autre secours que celui des doigts. Elle ne tenait aux parties profondes que par des adhérences celluleuses et par la muqueuse qui la bridait pour ainsi dire. Derrière la tumeur ainsi enlevée est restée la portion profonde du voile du palais, présentant en avant une surface dénudée qui commença à bourgeonner et est aujourd'hui en voie de cicatrisation.

Voici le résultat de l'examen de la tumeur :

La muqueuse qui l'enveloppe dans une grande portion de son étendue est peu adhérente. Au-dessous, on trouve un tissu jaunâtre glanduleux, avec quelques trainées fibreuses et présentant çà et là des lacunes assez grandes, et notamment près de la surface un kyste allongé dans lequel se trouve un liquide transparent et visqueux.

L'étude microscopique nous a permis de constater les caractères suivants :

On trouve :

1° Des culs-de sac glandulaires très-nombreux, hypertrophiés et très-évidents ;

2° De l'épithelium nucléaire libre ou en plaques agrégées de 0,007 à 0,009 de millimètre de diamètre ;

3° Quelques-uns de ces noyaux entourés de leurs cellules. Celles-ci sont en genéral sphériques, quelques unes polygonales et ont de 0,025 à 0,040 de millimètre de diamètre ;

4° Quelques éléments fibro-plastiques et des tractus fibreux ;

En présence de ces résultats, la nature de la tumeur ne paraît pas douteuse. C'est une hypertrophie glandulaire qui ne peut provenir que des petites glandes salivaires du voile du palais.

Ce fait me paraît avoir une grande importante que je dois signaler :

Il est nouveau. C'est la première fois que l'on rencontre des tumeurs de cette nature dans cette région, ou si l'on en a rencontré, je crois que l'on n'a pas reconnu leur véritable nature.

M. Michon s'attribue ici la priorité de la découverte et la priorité de la publication. Mais nous avons vu en 1846, Marchal de Calvi avoir pressenti la nature adenoïde d'une tumeur enlevée sur le voile palatin. Nous avons vu en 1847, Nélaton avec son tact de clinicien rejeter l'idée de cancer, dans son opération sur la religieuse d'Orbec, et reconnaître là une tumeur bénigne avec tous les caractères des éléments glandulaires. Nous avons reconstitué de paroles jetées çà et là dans ses leçons orales l'observation à peu près complète de la religieuse d'Orbec. Voici du reste Nélaton qui répond au sein de la Société de chirurgie à M. Michon (*Bulletin de la Société de chirurgie*, 14 janvier 1852).

« M. Michon doit se rappeler que je l'ai prié il y a quelques années (c'était en 1847), d'assister à une opération que je

Python.   2 devais pratiquer sur une jeune religieuse qui portait une tumeur volumineuse dans l'épaisseur du voile du palais. La malade guérit fort bien. La tumeur examinée avec soin au moment de l'opération, présentait une ressemblance parfaite avec une glande salivaire. »

Nous le voyons, le scalpel a fait pressentir à Nélaton la nature adénoïde de sa tumeur. En effet, la coupe lui dé montrait l'identité d'aspect de la mamelle, de la parotide avec cette tumeur glanduleuse du voile du palais. C'est sans doute le même examen qui fit affirmer à M. Marchal de Calvi que sa tumeur du voile du palais était formée par un follicule acuminé très-hypertrophié.

Le microscope, dans l'observation de Michon, n'est venu que confirmer les affirmations de Nélaton et de Marchal de Calvi.

Nous avons vu enfin le 12 novembre 1851, c'est-à-dire deux mois avant M. Michon, Nélaton faire le diagnostic et l'ablation d'un adénôme du voile du palais, et intepréter dans toute sa vérité clinique cette remarquable observation que nous avons reproduite tout entière.

La priorité de la découverte et la priorité de la publicité appartiennent à Nélaton. N'enlevons pas à Nélaton les souvenirs de sa gloire. Et si nous avons le regret qu'une vie pratique aussi remplie ne se soit pas mise à la fin tout entière au service de la science en dotant la chirurgie française d'un livre de cliniques, du moins son immense savoir, son tact de clinicien, sa pratique si laborieuse et si renseignée, ses leçons qui sont encore dans la mémoire de tous, lui font une auréole qui ornerait mal un autre front.

Obs. V. (Velpeau, 1853, hôpital de la Charité, salle Sainte Vierge, n° 29.

Homme de 51 ans. Tumeur datant de douze ans ; début près de la ligne médiane, à l'union du voile à la voûte ; volume d'une grosse noix. Elle occupe la moitié droite du voile du palais et empiète sur la

voûte palatine. La phonation est altérée : dysphagie, sensation de corps
étranger au fond de la gorge qui provoque à chaque instant des mou-
vements de déglutition ; salivation ; envies fréquentes de vomir. Ablation, guérison. Examen microscopique par Robin : hypertrophie
glandulaire. (*Monit. des hôp.*, novembre 1853).

Obs. VI. (Rennes, de Bergerac, 1855.)

Femme de 60 ans ; tumeur datant de vingt ans, s'étendant du voile
à la voûte ; troubles fonctionnels peu prononcés. Pendant les der-
nières années, la tumeur a doublé de volume. Ablation, guérison.
Examen microscopique par Robin : hypertrophie glanduleuse, petits
calculs de phosphate de chaux. (*Gazette des hôp.*, 7 avril 1855).

Obs. VII. (Nélaton, 1855.)

Jeune fille de 15 ans. Tumeur du volume de la moitié d'un œuf de
poule coupé suivant son grand diamètre, occupant le côté droit de
la voûte palatine et se prolongeant sur le voile du palais ; début loin-
tain mais inconnu. Ablation, cautérisation. Guérison. Pas de récidive
un an après l'opération (*Monit. des hôp.*, janvier 1857).

Obs. VIII. (Nélaton, 1855.)

Homme de 50 ans. Tumeur occupant la moitié droite du voile du
palais. Dyspnée sensible, surtout depuis six mois. Ablation. Cicatrisation en 8 jours. Guérison (*Monit. des hôpit.* 1857).

Obs. IX. (M. Laugier, 1856.)

Homme de 52 ans. Tumeur datant de quinze ou vingt ans, du volume d'un œuf de pigeon, occupant toute la moitié gauche du voile
du palais. Nasonnement de la voix. Le malade succombe à une pneu-
monie intercurrente : on enlève la tumeur sur le cadavre. Examen microscopique. Hypertrophie glandulaire (*Monit. des hôpitaux*, 10 mai
1856).

Obs. X. (Velpeau, 1856.)

Femme de 32 ans. Tumeur datant de 12 ans, du volume d'une
petite noix, siégeant à gauche de la ligne médiane au niveau de la
réunion du voile aux os palatins. Ablation. Petite hémorrhagie. Cau-

térisation. Guérison. Examen microscopique par M. Robin. Hypertrophie glandulaire (*Monit. des hôp.* 1857).

Obs. XI. (Syme d'Edimbourg, 1856.) — Tumeurs de l'isthme du gosier.

Un homme de 38 ans portait dans la région de l'amygdale gauche une tumeur volumineuse qui parut d'abord n'être que la tonsille hypertrophiée, mais qu'un examen attentif montra en être distincte. Elle était circonscrite, d'une consistance ferme et un peu mobile. Syme décide l'extirpation. La muqueuse est incisée dans toute la hauteur de la tumeur, puis disséquée de chaque côté ; on détruit les autres connexions par l'énucléation aidée de quelques coups de bistouri. L'opération ne fut pas très-douloureuse et ne nécessita la ligature d'aucun vaisseau ; le malade n'éprouva aucun accident et fut renvoyé guéri peu de jours après.

La tumeur présente au moins 4 centimètres dans ses divers diamètres et offre, par ses caractères extérieurs et intérieurs un spécimen parfait de ces tumeurs fibreuses qu'on trouve si souvent dans la parotide ou la mamelle.

Telle est l'observation concise que Syme publie dans le journal *The lancet* 1856. Et sur cette tumeur Syme se livre à quelques réflexions.

C'est le quatrième cas de semblables tumeurs qu'observe Syme. Et bien que cette production morbide ne paraisse pas rare, elle n'est point encore mentionnée dans les traités dogmatiques.

Aussi Syme se croit autorisé à donner un nom à la maladie, et il appelle ces tumeurs *fibrous tumour of the fauces*. Puis il en trace le tableau clinique : consistance ferme, forme ronde ou ovale, quelquefois lobulée, masse bien circonscrite, mobilité plus ou moins grande, gêne et symptômes mécaniques proportionnés à son volume. Elle doit être distinguée des abcès tonsillaires, de l'hypertrophie de cette glande et des tumeurs malignes de cette région, avec laquelle elle a été certainement confondue jusqu'ici. Cette tumeur tend toujours à s'accroître, à gêner de plus en

plus l'articulation des sons, la déglutition, la respiration,
à dégénérer et à prendre les caractères d'une tumeur
maligne. Il n'y a de traitement que l'extirpation. Et je
ne me serais pas aventuré dans un cas si formidable, dit
Syme, si je n'avais été encouragé par des succès obtenus
dans des cas moins difficiles (*The Lancet*, 1856).

Nous sommes en 1856, c'est-à-dire neuf ans après la
découverte et la description des adénômes du voile du
palais. Et l'on n'est pas plus renseigné à Edimbourg que
l'on ne l'était à Paris et en Europe avant 1847. M. Syme
semble absolument ignorer les travaux français de Nélaton,
de Michon, Marjolin, etc. Il ne se souvient même pas des
découvertes de Lebert sur les adénômes mammaires qui
firent si grande sensation, parce qu'ils amenèrent une
révolution dans les tumeurs. Comme Asley Cooper qui
appelait les adénômes de la mamelle *tumeurs mammaires
chroniques*, Syme nomme les adénômes palatins, *tumeurs
fibreuses*. Et cependant il les décrit bien, il les sépare des
tumeurs cancéreuses, il trace leur tableau clinique d'une
main assurée, il constate leur énucléation facile et l'absence de récidive. Enfin il ne manque pas de leur donner
un nom.

Mais dans tout cet édifice il ne manque qu'une pierre
qui doit être à la base, quand il s'agit d'étude sur les
tumeurs, nous voulons parler de l'analyse histologique.
Nous regrettons que l'éminent chirurgien d'Edimbourg
n'ait pas cherché à asseoir son diagnostic par l'examen
microscopique. Certainement l'anatomie pathologique lui
eût révélé la nature glandulaire de ces productions morbides. Et la comparaison qu'il établit bien, du reste, entre
elles et les tumeurs chroniques que l'on rencontre si
souvent dans la parotide et la mamelle, eût achevé de
dissiper tous ses doutes. Car, à cette époque, Syme n'ignore
point que les tumeurs mammaires chroniques d'Astley

Cooper et de Cruveilhier ne sont point des tumeurs fibreuses. Et il n'a pas à se justifier, comme il le fait, d'avoir imaginé un nom nouveau. Et comme il sait certainement aussi que les tumeurs dites fibreuses de la mamelle ne sont que des adénômes mammaires, il eût tout naturellement rapproché ses intéressantes observations des faits analogues si bien étudiés en France par Lebert et Robin. Et de là aux adénômes des glandes salivaires il n'y a qu'un pas. Et toutes les publications si intéressantes de Nélaton, Michon, Marjolin, Velpeau, etc., se fussent présentées à lui dans toute leur lumière. Et les hypertrophies des glandes, et en particulier des glandules salivaires, eussent été aussi bien connues des grands chirurgiens d'Angleterre qu'ils l'étaient, depuis dix ans, des chirurgiens français, toujours soucieux des progrès de la science moderne.

Obs. XII. (Letenneur, 1860.) — Adénome volumineux du voile du palais. — Ablation. — Guérison.

Le 2 mai 1860, je fis entrer à la clinique la femme Hervé, de Vieillevigne, qui m'était adressée par son médecin, pour une tumeur qu'elle portait au fond de la bouche.

Cette femme, d'une constitution robuste, habituée aux travaux des champs, eut, en 1855, à la suite de grands chagrins et de fatigues prolongées, une maladie qui paraît être une fièvre typhoïde, d'après les détails qu'elle nous fournit. Pendant la convalescence de cette maladie, on remarqua que la voix de la femme Hervé avait un timbre un peu nasonné ; mais comme il n'y avait en même temps ni gêne ni douleur, aucun médecin ne fut consulté. Ce n'est que dans le mois de janvier 1860 que l'altération du timbre de la voix augmenta beaucoup, et bientôt la voix fut voilée d'une manière très-marquée.

A cette époque, un médecin causant avec cette femme, fut frappé de ce phénomène, examina la bouche et reconnut l'existence d'une volumineuse tumeur. Effrayé de ce qu'il venait de voir, il engagea vivement la malade à venir me consulter, mais elle ne tint aucun compte de son avis.

Mais la voix devint de plus en plus couverte et nasonnée ; la déglutition commença à être difficile, surtout pour les liquides, et bientôt les aliments solides ne passèrent eux-mêmes qu'avec une certaine gêne.

Enfin le 2 mai, la femme Hervé, sollicitée de nouveau par son médecin et inquiète de son état, se décida à venir me voir, et c'est alors, qu'après avoir reconnu la nature de son affection, je la décidai à entrer à l'hôpital de Nantes.

Le nasonnement de la voix ressemble beaucoup à celui qu'on observe dans certaines amygdalites. Du reste, pas la moindre douleur, ce qui atténue beaucoup la gêne de la déglutition.

Si on fait ouvrir la bouche, on voit au fond de cette cavité, à gauche, une volumineuse tumeur développée à la face antérieure du voile du palais, que la muqueuse enveloppe dans toute la partie accessible à la vue.

En avant, la tumeur fait saillie jusqu'au niveau de l'avant-dernière molaire ; en bas, elle déprime d'une façon très-marquée la base de la langue ; en dedans, elle déjette fortement la luette vers le côté droit et rétrécit d'une manière étonnante l'isthme du gosier ; on ne peut faire pénétrer un doigt dans le pharynx qu'en faisant quelques efforts.

La tumeur mesure 6 centimètres de haut en bas ; en largeur, elle a environ 4 centimètres 1[2.

Bien qu'elle déprime fortement en dehors la paroi buccale, elle ne lui est pas adhérente, et on peut la circonscrire de tous côtés, excepté en bas où elle se prolonge vers le replis glosso-staphylin. En haut, elle est bornée par l'os palatin, en avant duquel elle fait saillie. En arrière, elle ne proémine pas d'une manière appréciable vers le pharynx, et ne se confond point avec l'amygdale qu'on peut retrouver avec le doigt.

L'aspect extérieur ne diffère pas sensiblement de celui que présente le reste de la muqueuse buccale ; seulement quelques veinules bleues, assez développées rampent à sa surface. La muqueuse ne paraît pas adhérente à la tumeur. Au toucher, on constate une masse peu dure, sans bosselures, offrant à la pression une élasticité douteuse. En promenant le doigt à sa surface, on sent de fines granulations qu'on pourrait comparer à la sensation que donnerait un sac de peau mince, rempli de millet, ramolli par la cuisson.

Le 10 mai, je pratiquai l'opération. Des aides abaissent la langue et maintiennent la bouche largement ouverte au moyen de crochets mousses. Je fais alors dans le grand axe de la tumeur une incision d

4 centimètres ; les lèvres de la plaie s'écartent d'elles-mêmes et laissent voir une trame blanchâtre qui forme l'enveloppe du tissu morbide. Après avoir coupé avec la pointe du bistouri quelques adhérences peu résistantes, j'introduis les deux indicateurs entre la muqueuse et la tumeur que j'entraînai au dehors sans trop de difficultés. Sous la pression des doigts, la tumeur se fragmenta, mais fut entièrement enlevée. Des débris de tissu conjonctif condensé faisant partie de l'enveloppe du kyste, dans lequel la tumeur était contenue', furent arrachés avec les doigts, à l'exception d'une très-petite portion qui descendait vers la base de la langue et qui aurait nécessité des efforts trop violents.

Il n'y a eu qu'un écoulement de sang insignifiant, et les parois de la vaste poche se rapprochèrent naturellement. La cicatrisation de la plaie se fit rapidement, et le 22 mai, douze jours après l'opération, la femme Hervé quittait l'Hôtel-Dieu de Nantes parfaitement guérie.

Examen de la tumeur. Nous avons dit qu'elle pesait 57 grammes. Les fragments présentent une couleur mélangée de rose pâle et d'une teinte un peu jaunâtre. Lorsqu'on les déchire ou qu'on les écrase, on sent des granulations fines, et on voit des tractus nombreux formés par des vaisseaux et par une trame de tissu conjonctif. Le grattage ne donne aucun suc.

L'examen microscopique a été fait par MM. les Drs Thoinnet et Laënnec, et, sur leurs diverses préparations, la nature glandulaire de la tumeur se montrait avec la dernière évidence.

« Il faut quelques précautions pour reconnaître les acinis qui sont cachés par un tissu conjonctif embryonnaire très-abondant formant le stroma. Nous avons pu rencontrer plusieurs fois des acinis remplis de leur épithélium nucléaire, et, sur chaque préparation, il nous a été facile de retrouver des cellules épithéliales libres.

Nous n'avons pas pu constater la présence de cristaux. »

(Note de M. Laënnec.)

Obs. XIII. Letenneur, 1870. — Adénome de la voûte palatine. — Ablation. — Guérison.

La plupart des observations publiées jusqu'à ce jour se rapportent à des tumeurs du voile du palais, c'est ce qui donne un intérêt particulier à l'observation suivante, la différence de siège donne quelques caractères spéciaux à la maladie.

La femme Roger a 38 ans, est veuve, a plusieurs enfants, a éprouvé de grandes fatigues.

Elle fait remonter à quatorze ans le début de sa tumeur. A cette époque, souffrant d'une dent, elle voulut se la faire extraire, mais on arracha la voisine qui était bonne. A la suite de cette opération, il survint un abcès de la gencive, et la dent de la malade se brisa spontanément un peu plus tard. C'est quelque temps après cette opération que cette femme s'aperçut qu'elle avait, au côté droit du palais, à une petite distance du point où avait eu lieu l'abcès, une tumeur grosse comme le bout du doigt ; mais en pressant sur cette tumeur on ne provoquait aucune douleur et on ne faisait point sortir de pus, au niveau de la gencive.

Comme cette petite tumeur ne causait pas la moindre gêne, la femme Roger ne s'en inquiéta pas, et resta ainsi quatorze ans sans avoir la pensée de consulter un médecin.

Au mois de février dernier (1870) un médecin en examinant la langue de cette femme pour une légère indisposition, remarqua la présence d'une tumeur palatine dont le volume l'étonna. Un autre médecin eut occasion de constater l'existence de cette tumeur, et tous deux, sans se concerter, exprimèrent des craintes sur la nature de ce mal, et parlèrent de la nécessité d'une opération.

C'est après avoir reçu cet avis, que la femme Roger vint me trouver. Voici ce que je constatai :

Tout le côté droit de la voûte palatine est couvert par une tumeur arrondie qui semble se confondre en avant avec les gencives, et qui, en arrière, dépasse la limite de la voûte osseuse ; en dedans, elle recouvre la ligne médiane et empiète un peu sur le côté gauche. Mais en examinant, on voit que le point d'implantation de la tumeur est un peu rétréci, et qu'elle appartient bien exclusivement au côté droit de la voûte osseuse. Le raphé médian n'est pas déplacé, le voile du palais est parfaitement libre, ainsi qu'on peut s'en assurer avec le doigt. Quant aux gencives, on peut avec un peu de soin s'assurer qu'elles ne sont point envahies par la maladie.

Autour du pédicule de la tumeur, on sent de petits onglets osseux qui ne sont qu'une exagération des rugosités de la surface palatine.

La tumeur est unie, sans bosselures ; sa surface est lisse, la membrane muqueuse très-tendue, paraît plus blanche que dans les parties voisines. Quelques veinules dilatées rampent dans son épaisseur.

Enfin, en palpant et en pressant avec l'extrémité du doigt, on sent une masse finement granuleuse, non fluctuante, sans élasticité, quoique très-ferme.

Le plan résistant sur lequel repose la tumeur, explique très-bien pourquoi elle paraît plus dure que les tumeurs analogues situées dans le voile du palais.

Ajoutons que la tumeur est indolente même lorsqu'on la presse fortement ; que le plancher de la fosse nasale correspondante n'est point soulevé ; que le bord gingival, quoique déformé, parce que la première grosse mollaire est absente, et parce que la seconde petite mollaire n'est représentée que par des débris de racines, n'est point malade et ne participe pas à la maladie du palais.

A tous ces signes, il m'était impossible de méconnaître l'existence d'un adénome, et je pus promettre à la malade une guérison prompte et facile.

Le 19 mars, assisté du Dr Crimail, médecin du bureau de bienfaisance à laquelle appartenait la femme Roger, du Dr Thoinnet et de deux élèves de mon service, je pratiquai l'opération.

En raison du volume de la tumeur, je fis une double incision comcomprenant un lambeau elliptique ; puis, après avoir disséqué un peu la muqueuse à droite et à gauche, j'ai pu extraire tonte la masse morbide à l'aide du doigt ; l'énucléation se fit complètement, mais la tumeur se fragmenta en plusieurs portions.

Il s'écoula une assez grande quantité de sang qui s'arrêta par le tamponnement avec de la charpie sèche et avec des lotions d'eau froide.

Lorsque l'écoulement du sang fut arrêté, nous introduisîmes le doigt dans la loge vide : sa surface était très lisse, et il fut facile alors de juger combien les parties voisines étaient étrangères à la maladie. Du tissu conjonctif condensé formait les parois de cette loge, et isolait complètement la tumeur.

Dans la journée, il y eut une petite hémorrhagie qui effraya la malade, mais s'arrêta d'elle-même sans même qu'on eût recours au tamponnement.

Pendant les deux jours qui suivirent, il y eut de la fièvre.

Les bords de l'incision se rapprochèrent ; il se manifesta un peu de gonflement pendant une semaine environ ; mais la cicatrisation marcha sans autre incident, et la guérison ne se fit pas attendre.

La tumeur offrait le même aspect et les mêmes caractères que dans l'observation précédente. Examinée au microscope, sa nature glandulaire ne laissa aucun doute ; l'épithélium nucléaire se présentait en masses compactes, mais on ne put retrouver d'une manière bien certaine les contours des acini.

Cette observation nous présente un intérêt nouvéau dans l'évolution de l'adénôme. Elle fait exception par le siége exclusif de la tumeur sur la voûte palatine. Dans nos 14 observations réunies, c'est le seul fait bien observé où l'adénôme occupe uniquement la voûte, sans que le voile soit intéressé. Cette exception ne détruit pas cependant la loi qui semble présider au début et au développement de l'adénôme sur le voile du palais. L'anatomie nous montre, en effet, que c'est sur cet organe, près de la ligne médiane, et à l'union du voile aux os palatins, que sont situées les glandules salivaires les plus nombreuses et les plus développées ; c'est donc là dans ces gros acini que se développe l'hypertrophie glandulaire. L'adénôme peut, dans son accroissement progressif, envahir simultanément la voûte et le voile palatins ; mais le plus souvent, et c'est bien le fait le plus général, il fait son évolution dans le voile palatin seulement qu'il garde pour siége exclusif, à moins qu'une exagération de volume ne le pousse par débordement sur la voûte du palais.

Obs. XIV. (Desprès, 1874.) — Adénôme kystique du voile du palais. — Ablation par le serre-nœud écraseur. — Guérison.

Une femme âgée de 53 ans, d'une assez forte constitution et d'une heureuse santé, entra le 22 juin à l'hopital Cochin pour une tumeur de l'arrière-bouche. Rien dans ses antécédents ne révéla l'infection syphilitique. Elle commença, il y a 12 ans, à éprouver la sensation d'un corps étranger au fond de la bouche, et des accès de toux quinteuse firent découvrir à la malade dans cette région la présence d'une petite tumeur. Cette production morbide, qu'un médecin de Chaumont a jugée, il y a dix ans, devoir être enlevée, a été, depuis, l'objet d'une erreur de diagnostic. Un autre médecin la prit pour une tumeur syphilitique et soumit la malade au traitement mercuriel d'abord, puis à une médication prolongée par l'iodure de potassium. Aucune modification ne se manifesta dans le volume de la tumeur, ni dans les symptômes fonctionnels. C'est alors que la malade se présenta à l'hôpital.

Voici quel était l'état de la tumeur. Toute la moitié gauche du voile du palais était envahie par une tumeur bosselée, ayant le volume d'un œuf de poule. La partie droite du voile du palais était refoulée à droite ; la tumeur descendait presque sur l'épiglotte, et donnait à la malade des envies presque continuelles de vomir ; sa voix était nasonnée, l'appétit était presque nul.

La tumeur offrait de nombreuses bosselures, dont les supérieures, translucides, avaient toutes les apparences des kystes séreux ; elle était indolente, et c'était seulement quand l'on touchait la partie du voile du palais intacte qu'on provoquait des envies de vomir. M. Desprès vit dans cette tumeur un exemple remarquable d'adénôme kystique des glandes du voile du palais.

Le 9 juillet 1874, M. Desprès pratiqua l'opération. Un trocart long a ponctionné les deux kystes les plus apparents, et ainsi fut évacuée une cuillerée à bouche d'un liquide séreux, un peu mêlé de sang ; la tumeur a été diminuée d'autant. Ensuite avec le serre-nœud écraseur, M. Desprès pédiculisa la tumeur aux deux traits d'écrasement ; celle-ci ne fut pas entamée et fut séparée du voile du palais comme un gland chassé de sa capsule ; elle a été amenée au dehors intacte, entièrement intacte. L'opération s'acheva en cinq minutes sans le moindre écoulement de sang.

Six jours après, la malade, présentée à la Société de chirurgie, parlait bien et n'avait plus la moindre trace d'inflammation dans la bouche ; elle ne souffrait ni en mangeant, ni en buvant, ni en parlant.

(La pièce est déposée au musée Dupuytren.)

Etude micrographique. — L'examen micrographique fut fait par M. Coyne. La capsule d'enveloppe est formée de tissu conjonctif fibreux très-dense. Sa face interne est recouverte d'une couche de cellules ovoïdes, analogues à des éléments fibro-plastiques. Cette couche d'éléments embryonnaires est d'une épaisseur variable, mais continue, et forme la périphérie des cavités kystiques. Les végétations qui remplissent ces cavités sont également constituées par des éléments anatomiques ovoïdes ou fusiformes.

Les vaisseaux sanguins contenus dans ce tissu embryonnaire ont subi d'intimes modifications. Les veines se présentent sous forme de vastes lacunes remplies d'hématies et de leucocytes ; et leurs parois sont entièrement embryonnaires. Dans toutes les artérioles, on constate la disparition de leur gaîne, conjonctive qui est remplacée par une accumulation d'éléments embryonnaires, de telle sorte que l'on ne peut distinguer cette partie des tuniques artérielles du tissu propre de la tumeur.

De cette étude, M. Coyne croit pouvoir tirer ces conclusions : 1° Cette tumeur n'est pas un adénome, malgré son origine dans une glande ; 2° elle mérite la dénomination de sarcôme glandulaire ; 3° elle a débuté par un fibrôme suivant la règle, et ce n'est que plus tard seulement qu'elle a pris le caractère sarcomateux. Enfin, ces tumeurs doivent être enlevées en totalité, avant que le processus irritatif ait dépassé les limites fibreuses de la tumeur.

M. Després, malgré les affirmations micrographiques de M. Coyne, ne peut croire à la nature sarcomateuse de sa tumeur. Elle date d'au moins douze ans, elle n'a pris d'accroissement sérieux que dans ces derniers temps ; pendant longtemps, elle a été considérée comme syphilitique ; il est impossible d'admettre que, cliniquement, cette tumeur soit un sarcôme ; au point de vue de sa marche, des symptômes, de sa durée, cette tumeur représente exactement ce que l'on est convenu d'appeler l'adénôme du voile du palais.

L'observation de M. Després et les recherches micrographiques de M. Coyne sont une page intéressante, éclairant d'un jour nouveau l'histoire des adénômes. De nouveau la question de la transformation de l'adénôme en sarcôme est posée, mais cette fois avec un fait à l'appui. Mais jusqu'à la découverte de nouveaux faits, pour nous le problème n'est que renversé, et reste aussi insoluble. La tumeur de   . Després était-elle primitivement un adénôme ? N'était-elle pas plutôt dès l'origine, un sarcôme ou un fibrôme. Et alors l'hypertrophie glandulaire dans la tumeur ne serait là qu'un élément accessoire.

D'ailleurs, est-ce bien là une véritable dégénérescence, une vraie transformation de l'adénôme en sarcôme ? N'est-ce point seulement la succession d'une affection nouvelle à l'affection primitive ? Est-il donc bien étrange qu'un sarcôme vienne compliquer un adénôme dans sa lente et longue évolution ; ou qu'un adénôme se développe simultanément côte à côte avec un sarcôme préexistant ? Dans ces hypothèses, comme dans celle de M. Coyne, la vraisemblance est de tous les partis, mais la certitude ne peut s'établir. Sans doute, il nous faut accorder une sérieuse importance à l'observation de M. Després et aux travaux de M. Coyne. La présence possible d'un sarcôme se masquant sous le nombreux cortége des symptômes d'un adénôme, ou, si l'on veut, la transformation possible d'un adénôme en sarcôme doit préoccuper le chirurgien dans son pronostic, et hâter sa main, lente peut-être, vers l'ablation prompte de la tumeur. Cependant, ce n'est là qu'une étrange exception, puisque dans les observations que possède la science, un seul cas d'adénôme–sarcôme s'est rencontré. Si le fait est possible, il est du moins très–rare.

Tous ces faits qui viennent tour à tour de se dérouler sous nos yeux ne sont que des hypertrophies partielles, l'hypertrophie isolée d'une ou de plusieurs glandules de la région palatine, et là s'arrêtent les limites de notre étude spéciale des adénômes. Mais l'hypertrophie générale des glandes acineuses du voile du palais existe : M. Cornil en a observé un bel exemple. Et, bien que nous ne soyons point ici dans notre sphère choisie, il est intéressant de rapporter ici les données de la science.

Le voile du palais peut être le siége de tumeurs causées par une hypertrophie considérable des glandes acineuses de la région. Ces hypertrophies sont tantôt limitées et saillantes, alors sous forme de tumeurs, tantôt elles sont diffuses et déterminent un épaississement général, uniforme de la muqueuse. Nous avons observé un très-bel exemple de cette forme sur une pièce recueillie dans le service de

Desnos. L'épaisseur du voile du palais ne mesurait pas moins de un centimètre, et les glandes, parfaitement nettes, qui constituaient à elles seules cette augmentation d'épaisseur, montraient leurs culs-de-sac normaux venant s'ouvrir par l'intermédiaire de leurs conduits à la surface de la muqueuse, comme à l'état physiologique. Les cellules d'épithélium des culs de-sac, dans ce cas, étaient très-grandes et cylindriques. La seule différence de ces tumeurs avec les parties normales, c'est que les glandes y étaient hypertrophiées. (*Manuel d'histologie pathologique*, par Cornil et Ranvier, p. 293.)

ANATOMIE PATHOLOGIQUE.

L'adénôme considéré dans son ensemble est contenu dans une sorte de coque ou membrane d'enveloppe, dans laquelle il est littéralement enkysté, et qui est constituée par un tissu cellulaire lamelleux. Très peu de vaisseaux rampent à la surface, très-peu pénètrent la membrane d'enveloppe pour se répandre dans l'intérieur de la tumeur. A l'aspect extérieur, l'adénôme présente de petites saillies lobulées, arrondies, d'une consistance ferme, et qui ne se laissent pas affaisser sans une pression assez énergique. Le tissu adénoïde rappelle assez bien par sa consistance, sa pesanteur et sa coloration, le pancréas à l'état sain. Sous le scalpel, l'adénôme ne cède au tranchant qu'avec difficulté, sans produire cependant le cri particulier des tumeurs squirrheuses. La surface de la coupe paraît au premier regard lisse et unie. Mais quand on l'examine attentivement, et surtout si l'on se sert de la loupe, on remarque de petits sillons qui partagent la tumeur en plusieurs petits lobes ; la surface de chacun de ceux-ci paraît grenue et subdivisée à son tour en petits lobules par d'autres sillons moins accusés que les précédents. Quand on exerce une pression pour exprimer le contenu de la tumeur, on obtient un liquide blanchâtre peu abondant ; et si la pression est énergique, on fait sourdre en plusieurs points une matière blanchâtre et molle, d'apparence caséeuse. Cette substance et ce liquide présentent sous le microscope des cellules épithéliales. On trouve quelquefois dans ces tumeurs des kystes remplis d'une humeur visqueuse, et nous en avons vu un exemple remarquable dans l'observation de M. Després. Velpeau donne pour origine au kyste adénoïde un foyer sanguin, où le caillot s'enkyste d'abord, mais le caillot se résorbe et le foyer reste. MM. Cornil et Ranvier croient que dans l'hypertrophie, au début et dans la période d'état de la néoformation, les glandes peuvent subir la dégénérescence graisseuse et colloïde de leurs épithéliums, qui aboutit parfois à des kystes ou à des atrophies des culs-de-sac.

M. Robin a publié, en 1857, un examen microscopique sur une de ces tumeurs qu'il considérait comme un type dans l'espèce, tant pour ses éléments histologiques que pour ses caractères cliniques. Cette étude résume complètement l'histologie pathologique des adénômes. Nous reproduisons donc cette analyse en l'analysant elle-même.

Le tissu glandulaire grisâtre, peu vasculaire de l'adénôme se réduit par l'action du grattage en une espèce de pulpe demi liquide. Mais il reste une trame fibreuse assez évidente, débris de la membrane d'enveloppe et de ses prolongements. Ces deux éléments examinés séparément sous le microscope présentent une structure variable. 1° La pulpe est composée exclusivement de cellules épithéliales, dissociées, les unes pavimenteuses, les autres prismatiques. De plus, on voit apparaître de rares noyaux libres, ovoïdes et de petit volume, analogues à ceux que contiennent les cellules. Enfin un certain nombre de gaînes épithéliales juxtaposées, mais toujours courtes et faciles à dissocier. Enfin n'omettons pas la présence de petits calculs formés surtout de carbonate de chaux.

2° La trame fibreuse qui existe entre le tissu glandulaire qui s'est réduit en pulpe est constituée de faisceaux de fibres très serrées, très-fines, légèrement onduleuses, et souvent parsemées de granulations moléculaires graisseuses ; ces faisceaux de fibres sont très-résistants ; leur ensemble résume une portion notable de la tumeur, mais bien moins considérable toutefois que celle fournie par la substance pulpeuse du tissu glandulaire.

Quand, au lieu de procéder comme dans une étude de laboratoire, on fait une simple préparation pour la clinique ou les besoins de la pratique ; et quand on prend, par exemple, un fragment et qu'on le dilacère en étalant son tissu sous le champ du microscope, on reconnaît d'une façon bien plus évidente le tissu glandulaire. On peut isoler ainsi des culs-de-sac ramifiés et formant des acini plus volumineux, d'une largeur de 6 à 9 centièmes de millimètre. Le fond de ces culs-de-sac est arrondi, rempli chez quelques-uns d'épithélium. La plupart d'entre eux ont une paroi propre de 2 à 6 millièmes de millimètre, généralement homogène et amorphe, rarement striée, mais moins transparente qu'à l'état normal. La face interne de cette gaîne propre est tapissée par les épithéliums décrits plus haut. Dans la plupart des culs-de-sac, l'épithélium forme une couche très-épaisse ; habituellement même les cellules remplissent la gaîne propre plutôt qu'elles n'en tapissent les parois.

Nous avons signalé les vaisseaux que l'on rencontre à la surface, et qui semblent ne pas pénétrer dans l'intérieur. A l'examen microscopique, on constate l'absence presque complète de capillaires sanguins dans le tissu qui constitue la tumeur.

Nous avons signalé dans nos observations la présence de petits calculs. M. Robin les a rencontrés dans la moitié des tumeurs qu'il a analysées. Leur nombre est variable suivant les tumeurs. Leur fréquence mérite de les signaler et même de les décrire.

Les calculs se trouvent un peu partout dans l'intérieur de la tumeur ; souvent on les rencontre dans l'épaisseur des plus gros culs-de-sac ; plus souvent encore dans leurs interstices et dans la trame fibreuse de l'adénòme.

Ils présentent deux variétés répandues à peu près en égale quantité dans la production morbide : 1° La première variété est remarquable par la configuration mamelonnée de la surface. Un agrégat de corpuscules calcaires arrondis, de 2 à 8 centièmes de millimètre de diamètre, constitue chaque calcul. Outre l'aspect mamelonné, l'absence de coloration spécifie encore cette variété. Ces calculs sont en effet d'une assez grande transparence, sans couleur appréciable. 2° La seconde variété de calculs est composée de cristaux plus petits que les précédents, de 4 à 12 centièmes de millimètre de diamètre. Beaucoup de ces calculs présentent un point central, un noyau, et de ce centre partent des stries, de véritables aiguilles s'irradiant vers la périphérie sans souvent l'atteindre. Aussi leur surface, au lieu d'être lisse, est hérissée de petites aiguilles qui leur donnent un aspect spécial, souvent très-élégant. Enfin leur coloration se distingue par une teinte remarquablement noire. Ces deux variétés de calculs donnent toutes les réactions chimiques du carbonate de chaux.

On sait que la présence de ces calculs dans le tissu glandulaire n'a rien d'anormal. Robin (1) a prouvé que la salive contient, à l'état physiologique, du carbonate de chaux. Et on rencontre dans les glandes à l'état sain des

(1) Robin et Verdeil. Traité des principes immédiats, 1852, t. II, p. 230.

calculs qui forment, à eux seuls, de veritables tumeurs.
Dans certains cas, ils sont assez nombreux et assez volumineux pour donner une coloration blanche aux petites
glandes du voile du palais, qu'ils rendent dures et saillantes.

DÉFINITION.

Les adénômes palatins sont des tumeurs locales et acci-
dentelles, homœomorphes (Broca). Ces productions morbides ont pour siége un ou plusieurs acini salivaires et
sont caractérisées par une hypertrophie irrégulière des
divers éléments des glandes en grappe. Ces éléments sont
de deux ordres : 1° les culs-de-sac glandulaires et l'épithélium qui les tapisse ; 2° le stroma cellulo-fibreux qui
renferme la glandule et envoie des prolongements mem-
braneux entre les acini, et dans lequel enfin se ramifient
les vaisseaux. L'hypertrophie qui produit les adénômes
est irrégulière et ne porte jamais à un égal degré sur ces
deux éléments. Généralement elle les atteint l'un et
l'autre, mais l'un deux est plus particulièrement intéressé.
De là l'anatomie pathologique a créé deux types d'adénômes : celui où prédominent les culs-de-sac glandulaires,
et celui où prédomine le stroma cellulo-fibreux. Mais ces
distinctions, qu'établit le microscope, ne présentent pas
de caractères cliniques qui puissent les différencier. Du
reste, cette division n'a jamais été faite, même au microscope, pour les adénômes palatins. Nous ne pouvons que
la mentionner en passant.

SYMPTOMATOLOGIE.

Les hypertrophies glandulaires se développent sans
causes appréciables ; la prédisposition, l'hérédité ne

peuvent être invoquées dans une affection toute locale. Mais l'influence de l'âge sur le développement des adénômes palatins est très-manifeste. Dans nos quatorze observations, nous en voyons apparaître trois avant vingt ans, cinq de vingt à trente ans et quatre de trente à quarante ans. Nous n'en trouvons donc point après quarante ans. La maladie se rencontre donc de préférence chez les sujets âgés de moins de quarante ans, et devient une exception très-grande et presque une négation après quarante ans.

Le cancer, au contraire, se montre principalement chez les individus âgés de plus de quarante ans, et il est rare que le cancer des glandes débute avant trente ans.

Rarement ces tumeurs sont reconnues à leur début; leur indolence, leur innocuité absolue, l'absence de troubles fonctionnels les laissent ignorées des malades.

Et ce n'est que lorsqu'elles ont atteint un volume déjà notable, qui vient gêner la déglutition ou la phonation, que le patient vient demander les bénéfices d'une opération. Le développement des adénômes est lent, continu, progressif; et du volume d'une noisette, il peut arriver aux dimensions énormes, pour la région, d'un œuf de poule ou d'une pomme d'api. Et cet accroissement ne s'arrête que devant l'ablation de la production morbide; car l'hypertrophie n'a point de limites. Cependant, quelques-unes de ces tumeurs peuvent rester stationnaires pendant des années, dix, quinze et même vingt ans, puis, tout à coup, prendre, après cette période d'état, un accroissement rapide et inquiétant.

Le siége d'élection de l'adénôme est le voile du palais; c'est aussi là qu'il prend son origine, dans tous les cas, et, s'il apparaît sur la voûte palatine, ce n'est que plus tard, par une extension consécutive de la tumeur née à son début sur le voile palatin. Nous ne connaissons qu'un fait bien observé d'adénôme ayant pris et gardé pour siége exclusif la voûte, sans même envahir le voile. Quelques malades ont surpris leur affection au moment de son apparition, et ils signalent avec précision, comme point de départ de la tumeur, le bord supérieur du voile du palais. En effet, les acini sont plus nombreux et plus développés au bord adhérent du voile palatin, de chaque côté de la ligne médiane. Cette disposition anatomique explique donc la fréquence d'origine de l'adénôme au voisinage de la ligne médiane, son siége presque exclusif sur le voile palatin et son développement sur une moitié seule de cet organe. Le raphé médian d'ailleurs est là qui oppose une barrière infranchissable à l'extension de la tumeur sur l'autre moitié latérale.

Le caractère marquant, distinctif de l'adénôme palatin est l'isolement. Il ne se répand jamais autour de lui par propagation; jamais il n'envahit les tissus circonvoisins par des expansions irrégulières et profondes comme le cancer. La muqueuse n'est pas adhérente à la tumeur, pas plus que la tumeur n'est adhérente au plan sous-jacent. Un autre caractère propre et exclusif de l'adénôme est l'enkystement. Il se forme aux dépens du tissu cellulaire sous-muqueux une enveloppe, un sac sans ouverture où s'enferme et se développe l'adénôme. La muqueuse qui le recouvre garde sa coloration normale; à peine voit-on parfois se dessiner à sa surface une veine un peu plus volumineuse, mais qui ne ressemble en rien à la varicosité pathognomonique de la production cancéreuse. Libre au dessus de la tumeur, cette muqueuse glisse sans effort; on peut la pincer et y déterminer des plis; jamais elle ne présente d'ulcération ni de tendance à l'ulcération.

Les phénomènes généraux sont nuls ou à peine prononcés. La maladie toute locale ne réagit guère sur l'organisme que par la gêne mécanique des actes fonctionnels.

On conçoit qu'un développement excessif de 'ôeédl amn amène une altération dans les fonctions du voile palatin, et vienne ainsi intéresser la déglutition, la phonation, et, parfois même, la respiration. Mais, dans aucun cas, on ne voit survenir les phénomènes d'infection générale, ni l'anémie, ni la cachexie, caractéristiques des affections cancéreuses.

Les adénômes palatins, en général, ne constituent pas une affection grave, en ce sens que, n'étant qu'une hypertrophie toute locale, ils ne compromettent point par eux-mêmes la vie des malades, et qu'ils peuvent être radicalement détruits par l'opération. Mais l'hypertrophie même d'une glandule salivaire n'a point de limites, et l'exagération de volume vient un jour compromettre les actes fonctionnels les plus importants. Ainsi, dans cette région de la voûte et du voile palatins, quand l'adénôme a acquis un développement tel qu'il entrave les fonctions physiologiques, il devient la cause de vrais dangers qui appellent le secours sanglant de la chirurgie. Nous avons vu, dans l'observation III, un malade de Nélaton menacé, dars un avenir prochain, de périr par inanition, sinon par asphyxie. La déglutition, en effet, est la première fonction physiologique qui soit atteinte, puis vient la phonation et enfin la respiration. Mais, aujourd'hui que la dernière observation de Després vient ajouter une page nouvelle à l'histoire des adénômes, il faut tenir compte des recherches de Coyne, et avoir à la pensée l'existence possible d'un sarcôme qui peut prendre tout à coup un développement considérable et envahir les tissus voisins. Aussi est-on peut-être aujourd'hui moins autorisé qu'autrefois à attendre que l'accroissement de la tumeur gêne le malade par son volume pour en faire l'ablation.

TRAITEMENT.

La médecine est ici absolument impuissante : le traitement de l'adénôme est tout chirurgical et consiste dans l'ablation complète de la tumeur. Mais la structure anatomique du voile du palais, le siége précis de l'hypertrophie dans le tissu cellulaire sous-muqueux, les limites bien circonscrites de la tumeur et son enkystement font à l'adénôme un manuel opératoire très-simple et qui se résume tout entier dans une énucléation facile et peu dangereuse dans une région cependant si délicate. Toujours le plan postérieur du voile peut être ménagé, grâce à l'enkystement de l'adénôme qui ne franchit jamais la lame aponévrotique qui sépare la muqueuse des muscles palatins. Les délabrements opératoires doivent porter sur le plan antérieur seulement, et l'on ne doit jamais avoir besoin de recourir à la staphylorhaphie. On a circonscrit quelquefois la tumeur par une incision elliptique, mais on s'est exposé alors à des hémorrhagies, en se rapprochant des parties latérales du voile où pénètrent les artères palatines ascendantes et descendantes. Une seule incision verticale, suivant le grand axe de la tumeur et se rapprochant plutôt de la ligne médiane, suffit, dans la majorité des cas, aux manœuvres opératoires. S'il arrivait cependant que ce débridement fût insuffisant et qu'on voulût se faire du jour, on transformerait alors l'incision longitudinale en incision en T ou en incision cruciale. L'on dissèque alors les deux lèvres de la plaie, ou mieux, on les sépare de la tumeur avec les doigts ou à l'aide d'une spatule, et l'adénôme, mis à nu, s'énuclée de lui-même ou avec le secours de quelques petits débridements à droite ou à gauche, et est bientôt chassé de son kyste comme un gland de sa cupule.

Quelques lotions froides, un morceau de glace dans la
bouche, suffisent, quand on a su ménager les artères
palatines, pour suspendre la petite hémorrhagie consécutive.
Il n'est nullement nécessaire de poser des points de suture
sur les lèvres de la plaie; les bords tendent naturellement
à se rapprocher pendant la cicatrisation. La cicatrisation
complète s'achève ordinairement en huit ou douze jours.

DIAGNOSTIC.

Adénômes. — Chacun sait combien est difficile le diagnostic des tumeurs. Mais toute difficulté peut être vaincue
dans la région isolée du voile du palais, quand il s'agit
de différencier du cancer l'adénôme palatin, dont les prin-
cipaux caractères sont constants et exclusifs. Cependant
ce n'est pas en considérant un symptôme isolé, mais bien
l'ensemble des phénomènes, qu'on arrivera à déterminer
la nature du mal. Ainsi l'on se rappellera que les tumeurs
hypertrophiques se développent plus spécialement chez
les individus jeunes, et qu'elles affectent pour ainsi dire
les glandes en suractivité; que leur évolution lente et
progressive dure des années entières et même nombreuses
jusqu'à qu'à quinze et vingt ans; qu'elles sont mobiles et
roulantes sous le doigt; qu'elles sont parfaitement circonscrites et qu'elles ne se compliquent jamais d'engorgement
ganglionnaire. Mais le caractère propre et distinctif de
l'adénôme réside assurément dans l'intégrité de la mu
queuse qui le recouvre. Jamais, en effet, l'adénôme n'ulcère la muqueuse, il n'y développe jamais d'état variqueux
et il ne produit jamais d'adhérence ni avec ces téguments,
ni avec le plan sous-jacent; bien plus, on peut pincer et
même plisser cette membrane à la surface de la tumeur et
y déterminer des rides. Et s'il existe vraiment en patho-

logie des caractères absolus, nous pensons qu'ici le défaut d'adhérence de la muqueuse, la mobilité roulante de la tumeur, et le siége exclusif de ces hypertrophies sur un des côtés de la ligne médiane et dans une moitié seule du voile ou de la voûte,sont trois symptômes pathognomoniques qui différencient toujours l'adénome palatin des autres productions qui peuvent le mieux le simuler. D'ailleurs ces hypertrophies ne sont jamais le siége de douleurs spontanées et restent indolentes à la pression. Enfin l'adénôme n'a aucun retentissement général sur l'organisme; il ne récidive jamais et ne peut se reproduire que sur place et par continuation, et dans le cas seulement où la glande n'a pas subi une ablation complète.

Cancer. — Si maintenant nous considérons le cancer, nous voyons le tableau clinique se renverser et faire op position par un contraste énergique et frappant. Le cancer se manifeste plutôt après l'âge mûr ; et dans les glandes, il apparaît surtout quand ces organes sont en diminution d'activité , et toujours il éteint ou affaiblit les fonctions des parties au·milieu desquelles il se développe. Sa marche est généralement active et fait de rapides progrès ; et à ce processus envahissant il joint une grande tendance à détruire les tissus qu'il atteint. Il envahit de bonne heure les ganglions et se répand en prolongements irréguliers dans les parties circonvoisines, et là il fait masse commune avec ces tissus et n'est bientôt plus qu'un bloc adhérent et immobile sous les téguments. Dans cet envahissement général, le voile du palais perd rapidement sa mobilité et ses fonctions physiologiques, et devient bientôt le siége de douleurs lancinantes qui manquent rarement. La muqueuse adhérente se recouvre d'une teinte foncée et d'une varicosité pathognomonique; elle s'ulcère de bonne heure ou tend fatalement à l'ulcération. Le cancer récidive à peu près constamment tant sur place que dans les parties éloignées. L'organisme tout entier subit l'infection et ne tarde pas à montrer la teinte, l'amaigrissement et l'anémie qui caractérisent la cachexie cancéreuse. Et, à mesure que le mal continue sa marche envahissante et destructive, le patient dépérit et s'épuise, et la mort est au bout de cette chaîne de souffrance, tantôt lente et tardive à la suite d'une alimentation insuffisante ou de pertes de sang répétées, tantôt brusque et étonnante dans un accès de suffocation.

Quel contrasse absolu de symptômes entre l'adénôme et le cancer ! L'on voit entre eux un véritable antagonisme de phénomènes : les caractères positifs dans le cancer deviennent négatifs dans l'adénôme. Et l'on peut dire, du moins pour leur symptomatologie, que le cancer exclut l'adénôme.

Mais l'évidence sur les hypertrophies glandulaires, aujourd'hui si frappante, ne s'est pas faite pendant long-temps. Et depuis quelque temps les praticiens sont tombés dans l'excès contraire à leur première erreur, en ne considérant au voile du palais que l'existence exclusive de tumeurs adénoïdes. Avant 1847, date de la découverte et de l'étude des adénomes palatins, toute tumeur du palais était un cancer ; et le chirurgien souvent indécis, cherchant à couvrir d'une hypothèse la contradiction que lui révélait d'une part l'innocuité de certaines tumeurs du palais et, d'autre part, la nature essentiellement maligne et récidivante du cancer, appelait alors ces hypertrophies bénignes du nom de cancers enkystés, cancers sans récidive. Depuis, l'exagération s'est renversée. Une tumeur du voile du palais est aujourd'hui, *a priori*, un adénome. Sans doute la fréquence de l'adénome au voile du palais, qui est dans toute la cavité buccale son siége de prédilection, appelle de préférence vers lui la pensée du chirurgien ; mais malheureusement, là comme ailleurs, l'adénome n'exclut pas le cancer. Et nous rappellerons seulement les faits suivants, que nous trouvons consignés dans la science (Obs. de Blandin 1844, *Gazette des Hôpitaux ;* Obs. de Chassaignac 1849, *Gazette des Hôpitaux ;* Obs. de Després, *Progrès médical,* 1874).

Abcès de la région palatine. — Des abcès se développent rarement, il est vrai, dans cette région. Cependant on les rencontre, occupant seulement tantôt la voûte, tantôt le voile du palais, tantôt enfin une portion de ces deux parties de la région palatine. Qu'ils soient la conséquence d'une simple inflammation du tissu cellulaire, ou le symptôme d'une affection osseuse de la voûte palatine, les confondre avec une tumeur adénoïde est bien difficile. D'une part, c'est une tumeur aiguë, avec tout le cortége des phénomènes inflammatoires, de l'autre, une tumeur chronique, avec tous les symptômes d'un développement lent et indolent. Le début voisin de l'abcès, la douleur inflammatoire, le cortége fébrile, la coloration rouge de la muqueuse, l'engorgement glanglionnaire, l'empâtement ou la fluctuation, l'œdème de la muqueuse turgescente, enfin la marche rapide vers la terminaison, qui sera, ou l'abcéssion, ou la résolution, caractérisent à la région palatine comme partout ailleurs la tumeur phlegmoneuse.

Tumeurs gommeuses. — Les tumeurs gommeuses s'observent assez fréquemment au voile du palais. Ce sont des manifestations tardives de la syphilis constitutionnelle. Elles apparaissent à la période des accidents tertiaires. Elles ont pour siége le tissu cellulaire sous-muqueux, ou plus rarement la trame du tissu conjonctif intermusculaire. Le diagnostic avec les adénômes ne peut être hésitant que pour les tumeurs gommeuses à l'état de crudité.

La gomme, à l'état de ramollissement ou d'ulcération, porte, dans cette période avancée, le cachet de la spécificité syphilitique. Dans un mémoire sur les tumeurs de la région palatine, Parmentier (1) donne sur les gommes du voile du palais une heureuse description de leur évolution, que nous croyons devoir reproduire. « Petites et à peine sensibles au début, ces tumeurs gommeuses sont dures, adhérentes à la muqueuse par une sorte de pédicule, et mobiles sous les parties sous-jacentes et voisines ; leur accroissement se fait lentement et sans douleur ; elles arrivent au volume d'une noisette, et la muqueuse, qui jusque-là était restée sans altération de texture et de couleur, devient d'un rouge brun violacé ; la région sous-maxillaire se tuméfie, le malade accuse des sifflements d'oreille, parfois même une surdité complète, la déglutition est pénible et douloureuse, la voix est nasonnée ; on aperçoit à travers une sorte de coque qui sert d'enveloppe à la tumeur, de la fluctuation ; la muqueuse se perfore dans un ou plusieurs points, et il s'échappe un pus ichoreux, mal lié et entraînant avec lui des débris organiques. A ces ouvertures succède bientôt une ulcération à bords saillants, taillés à pic, à fond grisâtre ; elle fait des progrès rapides, perfore le voile du palais où il s'établit une communication entre la cavité buccale et la partie postérieurs des fosses nasales. »

A cette évolution spéciale, sans analogie avec le développement de l'adénôme, nous devons ajouter les symptômes d'angine qui précèdent toujours l'ouverture de la tumeur gommeuse. Les gommes du voile du palais sont souvent multiples, jetées indifféremment sur sa surface sans siége d'élection comme l'adénôme. Les antécédents morbides et les commémoratifs du malade, la coexistence

(1) Gaz. méd. de Paris, 1858.

de manifestations syphilitiques en d'autres régions, parfois la cachexie et l'anémie spécifiques de la syphilis constitutionnelle, enfin le traitement par l'iodure de potassium, qui sera la pierre de touche, établiront nettement le diagnostic.

Ajoutons en passant que le pronostic de la tumeur gommeuse est ici toujours fâcheux, par l'imminence d'une perforation du voile du palais. Cet accident prochain nécessite donc un diagnostic positif et un traitement spécifique très-actif.

Exostoses médio-palatines. — M. Chassaignac a beaucoup insisté sur l'exostose médio-palatine; suivant lui, c'est un signe de syphilis antérieur, et souvent le seul vestige restant de cette maladie constitutionnelle. Que l'on promène le doigt indicateur, dit M. Chassaignac, sur la voûte palatine, la pulpe dirigée en haut, on reconnaît chez un grand nombre de syphilisés une saillie longitudinale, occupant la ligne médiane de la voûte osseuse, et qu'il apelle exostose medio palatine; mais c'est là une saillie plutôt qu'une tumeur, ayant pour siége électif la ligne médiane, qui cédera au traitement par l'iodure de potassium, et qui ne présente aucune analogie avec l'adénôme.

Tumeurs fibreuses. — Les tumeurs fibreuses n'ont été observées qu'à la voûte palatine, et nous savons que l'adénôme ne prend jamais là son point de départ. Son siége d'élection est le voile du palais, et il ne gagne la voûte que par prolongement, par accroissement exagéré. Dans les observations consignées dans la science, nous ne voyons qu'un seul fait d'adénôme ayant fait son début et gardé pour siége exclusif la voûte palatine.

Kystes osseux. — Des kystes osseux se rencontrent aussi à la voûte palatine. Leur surface est unie et régulière, leur consistance et leur élasticité spéciales, fixent sans hésitation leur diagnostic. Ces tumeurs en effet donnent la sensation d'un parchemin qui tour à tour se déprime et revient sur lui-même sous la pression du doigt.

Kystes séreux. — Il n'existe pas dans la science d'observation de kystes séreux de la région palatine. Cependant l'existence des nombreuses glandules à la voûte et au voile palatins rend possibles dans ces régions le développement de ces tumeurs liquides.

Tumeurs sanguines. — Des anévrysmes ont été observés à la voûte palatine. Ce sont des tumeurs pulsatiles, dont les battements, la réductibilité sous la pression, la coloration vasculaire de la muqueuse qui les recouvre, rendent le diagnostic précis et positif.

Paris. — A. PARENT, Imprimeur de la Faculté de médecine, rue Monsieur-le-Prince, 29 et 31.

www.ingramcontent.com/pod-product-compliance
Ingram Content Group UK Ltd.
Pitfield, Milton Keynes, MK11 3LW, UK
UKHW021144140726
13695UKWH00005B/1939